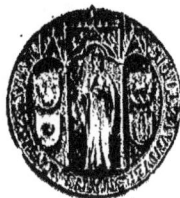

Docteur HENRI LEYDIER

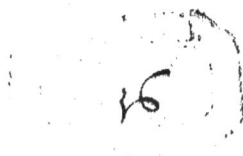

Sur un Mode spécial de Suture

de certaines

Perforations

du gros Intestin

Montpellier

G. Firmin, Montane & Sicardi

SUR UN MODE SPÉCIAL DE SUTURE

DE CERTAINES

PERFORATIONS DU GROS INTESTIN

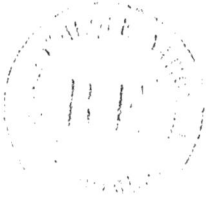

PAR

Henri LEYDIER

DOCTEUR EN MÉDECINE

MONTPELLIER

IMPRIMERIE Gustave FIRMIN, MONTANE et SICARDI
Rue Ferdinand-Fabre et quai du Verdanson
—
1907

A MES PARENTS

H. LEYDIER.

A MES AMIS

H. LEYDIER.

A MES MAITRES

H. LEYDIER.

AVANT-PROPOS

Avec la mélancolie des choses qui s'en vont, s'achève notre vie d'étudiant. Non sans regret nous songeons aux heures vécues, trop vite écoulées, mais, d'autre part, nous ne saurions oublier que durant ce temps notre dette de reconnaissance s'est chaque jour accumulée. Aussi est-ce pour nous le plus doux des devoirs d'adresser aux maîtres dont nous avons suivi les leçons l'hommage respectueux de nos remerciements. Nous leur sommes redevables de tout ce que nous savons, et, grâce à leur dévouement et à leur généreux désintéressement, leur enseignement fut toujours pour nous plein d'attraits.

Qu'il nous soit permis d'adresser ici à M. le professeur Tédenat l'hommage de notre profonde gratitude pour le grand honneur qu'il nous fait en acceptant la présidence de notre thèse.

Nous avons été tout particulièrement touché du bienveillant accueil, dont nous a toujours honoré M. le professeur agrégé

Soubeiran, sous l'inspiration duquel nous avons fait notre travail. Nous ne saurions trop le remercier de nous avoir prodigué les plus excellents conseils, et d'avoir, avec tant d'affabilité, mis à notre disposition son temps et son expérience.

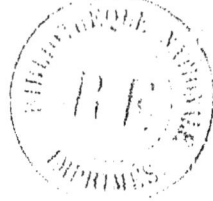

SUR UN MODE SPÉCIAL DE SUTURE

DE CERTAINES

PERFORATIONS DU GROS INTESTIN

INTRODUCTION

En 1903, M. le professeur agrégé Soubeiran opérait, à l'hôpital Saint-Eloi de Montpellier, un jeune militaire au sujet duquel le diagnostic d'appendicite aiguë avait été porté. Un volumineux abcès s'était collecté dans la fosse iliaque droite, et, après incision du péritoine, évacuation du pus et assèchement de la cavité, l'opérateur constata sur le segment circonférentiel postéro-externe du côlon ascendant une large perforation regardant la paroi iliaque. Il utilisa alors pour fermer l'intestin le procédé que nous décrirons au cours de cette étude, procédé qui est plutôt une autoplastie intestino-pariétale qu'une suture à proprement parler.

Cette autoplastie ne saurait être réalisée dans tous les cas ; elle représente un procédé applicable seulement à certaines perforations du gros intestin, siégeant à la partie postérieure de celui-ci et voisines de son point d'implantation sur la paroi abdominale postérieure.

Nous n'avons trouvé aucune mention de mode de suture

dans les livres de Chaput, Jeannel, Terrier et Baudouin, qui sont consacrés à la chirurgie de l'intestin. Aussi nous semble-t-il utile et intéressant de rapporter l'heureuse tentative de M. Soubeiran, le procédé qu'il employa nous paraissant susceptible de combler tous les desiderata, dans certaïnes circonstances.

Il n'entre pas, dans le cadre restreint de notre travail, de passer en revue toutes les variétés de sutures ; cela n'aurait ici ni intérêt, ni raison d'être. Nous nous bornerons à rechercher quelles conditions doit réunir une suture en général, nous montrerons que la technique dé l'autoplastie intestino-pariétale réalise ces conditions et en exige d'accessoires au point de vue anatomique ; enfin après avoir précisé les indications et les avantages de ce procédé, nous déposerons nos conclusions.

I

La chirurgie de l'intestin semble avoir été connue dès la plus haute antiquité. *Hippocrate* n'en parle pas, mais *Celse* et *Galien* sans nous donner d'autres détails, nous disent que la suture du gros intestin est possible et que celle de l'intestin grêle est trop difficile pour être pratiquée.

D'après *Hœser*, les Indiens employèrent pour suturer les perforations intestinales, de grosses fourmis noires. On les excitait à mordre les bords de la plaie, puis on les décapitait. Leurs solides mandibules restant en place tenaient lieu de serre-fines. Ce moyen primitif de réunion était encore usité il y a une soixantaine d'années en Afrique, ainsi que le rapporte Furnari, médecin militaire, mais ici, au lieu de fourmis noires, les Arabes choisissaient des Scarites, coléoptères pentamères aux mandibules plus puissants encore.

Jusqu'au commencement du XIX° siècle, la chirurgie de l'intestin fit peu de progrès. Imbus de cette idée, qu'il était folie d'abandonner un corps étranger dans la cavité abdominale, les chirurgiens de l'école de Salerne et leurs successeurs recommandaient de ne point nouer le fil de suture afin de pouvoir le retirer par un de ses bouts au moment voulu.

Parmi les sutures à fil temporaire il en fut de célèbres : suture des quatre Maîtres, reposant sur un plan résistant (morceau de sureau ou fragment de trachée), suture des pelletiers pour plaies longitudinales, etc... Nous enregistrons au XV°

siècle, la tentative intéressante d'Arculanus, qui enveloppait la portion d'intestin blessé avec un lambeau d'intestin grêle emprunté à un animal ; il cousait alors les bords. Ce fut le premier essai de greffe animale.

Après bien des tâtonnements et des expériences, *Thomson* et *Cooper*, au commencement du XIX° siècle, démontrèrent que l'on pouvait laisser les sutures perdues dans la cavité abdominale. Leurs résultats, assez bons quand ils expérimentaient sur l'animal, devinrent peu concluants quand ils appliquèrent leur procédé à l'homme, à cause sans doute du manque d'asepsie ou de fautes de technique.

En effet, pour qu'une suture remplisse le but que l'on se propose, elle doit réunir certaines conditions :

a) Elle doit obturer complètement la plaie dont elle réunit les bords.

b) Elle sera aseptique.

c) Elle favorisera l'affrontement séro-séreux seul capable de donner une cicatrice de consolidation rapide.

d) Elle ne rétrécira pas d'une manière notable le calibre du tube intestinal.

e) Elle présentera une solidité suffisante qui est fonction du procédé adopté, de la vitalité de l'intestin, de l'habileté de l'opérateur et du choix raisonné des instruments.

Une asepsie rigoureuse ne peut être réalisée que, si le fil et l'aiguille primitivement désinfectés ne chargent pas, dans le trajet qu'on leur fait parcourir, la muqueuse intestinale. C'est pourquoi toutes les sutures perforantes totales ou partielles plus ou moins modifiées et dont le type originel est représenté par la suture des quatre Maîtres, doivent être rejetées. Il est aisé de comprendre les désagréments possibles d'un pareil mode de réunion. L'aiguille et le fil supposés aseptiques, conservent cette qualité en traversant la séreuse, la musculeuse et la sous-muqueuse, mais se chargent de germes pathogènes en pénétrant dans la couche muqueuse et dans la cavité intestinale. Ainsi contaminés, fil et aiguille auront de multiples chances d'infecter à leur retour la sous-muqueuse, la musculeuse et surtout la séreuse, d'où l'éventualité d'abcès intra-pariétaux et de péritonite septique. La plus élémentaire prudence condamne donc l'usage des sutures perforantes en dehors de certains cas spéciaux.

La suture des *quatre maîtres*, la suture en biseau de *Vella* tendaient à affronter bord à bord les lèvres de la plaie intestinale afin d'assurer, croyait-on, une réparation plus rapide et plus résistante. De nombreuses expériences ont établi le peu de valeur du procédé. Seul l'adossement séro-séreux permet d'obtenir une cicatrisation sûre et parfaite à tous points de vue. Du reste, l'affrontement bord à bord des lèvres d'une perforation viscérale n'oppose pas une barrière suffisante aux matières et aux gaz qui la forcent souvent, au moins partiellement ; de là, tiraillement, déchirures possibles et risques d'infection. L'affrontement séro-séreux, au contraire, réduit ces inconvénients au minimum par suite de la réaction du péritoine et de la formation rapide d'adhérences au niveau de la perforation.

La chirurgie est redevable à *Lembert* (1826) de la technique-type des sutures par adossement séro-séreux, non perforantes ; son procédé est trop connu pour que nous en donnions ici la description.

L'opérateur doit tenir compte du rétrécissement consécutif possible de la lumière intestinale après une suture par adossement séro-séreux. Ce dernier exige le reploiement en dedans des deux lèvres de la plaie, d'où diminution circonférentielle du calibre intestinal au niveau de la perforation. Ce rétrécissement sera négligeable si la perte de substance est minime ; dans le cas de brèches énormes on aura recours à d'autres procédés. Ajoutons que dans certains cas, on pourra être amené, pour éviter le rétrécissement ultérieur, à faire des sutures muco-muqueuses perforantes, mais il ne faut en user que lorsqu'on ne peut pas faire autrement.

Quant à la solidité de la suture, elle est fonction, avons-nous dit, du procédé employé, de la vitalité de l'intestin et de l'habileté du chirurgien. Les procédés offerts à l'initiative personnelle sont nombreux ; tel mode de réparation qu'il convient d'appliquer à une perforation ne conviendrait pas à une autre. Les lésions n'étant pas toujours identiques, les procédés doivent s'appliquer à chaque cas particulier. A l'opérateur de juger devant la lésion du procédé de choix qu'elle réclame.

Dans certaines perforations du gros intestin, nous sommes convaincu que le procédé employé par M. Soubeiran pourrait être de la plus grande utilité. Nous montrerons au cours de notre exposé que ce mode d'autoplastie intestino-pariétale, tout en respectant les conditions primordiales qu'on doit exiger d'une suture, a l'avantage d'une grande simplicité et peut éviter de nombreux désagréments.

II

La première tentative d'autoplastie intestinale que rappor-
tent les annales chirurgicales date de 1846. Un homme avait
reçu un coup de tranchet qui lui avait perforé l'intestin grêle
en quatre endroits. *Prival*, appelé à lui donner ses soins, es-
saya de suturer les plaies, mais il ne put y réussir que tem-
porairement ; dès le lendemain, les sutures étaient défaites
et les perforations de nouveau béantes. Il s'adressa alors à
un procédé qui n'avait jamais été employé. Après avoir retiré
du ventre du patient l'intestin lésé, il appliqua contre chaque
perforation soit un segment d'intestin sain, soit une partie
du mésentère voisin. Il maintint les viscères hors de l'abdomen durant sept jours ; après ce laps de temps, il constata
que seule une plaie était encore ouverte. Au niveau des trois
autres perforations s'étaient développées des adhérences suffi-
santes pour les fermer. Il réintégra dans l'abdomen ces trois
dernières anses, quant à la quatrième il la fixa à la paroi
abdominale jusqu'à fermeture complète. Privat ne dit pas s'il
avait suturé les circonvolutions intestinales saines au niveau
des plaies ou s'il s'était contenté seulement de les appliquer
étroitement. Le blessé guérit, malgré les causes d'infection
auxquelles il était voué.

Le procédé de greffe intestinale de *Chaput* n'est guère que
la réédition du procédé accidentel employé par *Prival*, mais
Chaput l'a amélioré, systématisé et rendu moins dangereux

pour le patient. Après avoir fixé par un surjet à points inter-
rompus une circonvolution saine contre la perforation, il
réintègre le tout dans la cavité abdominale. Il règle le choix
de cette circonvolution saine ; ce ne devra pas être une anse
voisine quelconque, car alors on obtiendrait un anneau étroit
capable de devenir plus tard le siège d'un étranglement interne. On fera, au contraire, décrire un coude à l'anse bles-
sée de manière à amener en face de la plaie une zone saine
de cette même anse, située à 30 centimètres au moins en
deçà ou au-delà. Deux surjets concentriques à points inter-
rompus, afin d'éviter le froncement, réunissent la paroi saine
aux lèvres de la perforation et ménagent ainsi un large contact séro-séreux favorable à une réunion rapide.

Nous citerons aussi les procédés de *Van Lennep* (1889) ;
Brokaw (1889) ; *Briggs* (1890) ; *Schimwell* (1890) ; *F.-B. Robinson* (1890) ; *Robinson* (1895). Une mention spéciale nous
paraît due à *Senn* qui en 1889 régla la pédiculisation de la
greffe épiploïque. Ce procédé auquel *Senn* a donné le nom
d'OMENTAL GRAFTING est fondé sur l'emploi d'un lambeau épiploïque, tenant encore par un point au grand épiploon, et
que l'on transplante sur la suture. Ce lambeau très vascu-
laire et bien nourri se soude très rapidement.

Mais ces différents procédés s'adressent surtout aux perforations de l'intestin grêle. Il nous paraît intéressant de donner ici le compte rendu suivant que nous prenons in-extenso,
dans la *Presse Médicale* du 7 février 1906 (Société de chirurgie de Berlin).

« *Autoplastie cœcale pour large fistule consécutive à une
appendicite suppurée*. — M. Krause présente un jeune garçon
de 7 ans qui était atteint d'une large fistule cœcale, d'une véri-
table perte de substance de la paroi antérieure du cœcum consécutive à une suppuration appendiculaire. Cette suppuration

était tarie et il convenait d'oblitérer au plus tôt la fistule cœcale. En raison de l'état pitoyable dans lequel se trouvait le petit malade, épuisé par une suppuration prolongée et par sa fistule, il ne fallait pas songer à pratiquer une opération aussi grave qu'une résection intestinale ou une entéro-anastomose.

» M. *Krause* eut alors l'idée de fermer la brèche cœcale à l'aide d'un lambeau cutané emprunté à la paroi abdominale au voisinage de la fistule. Ce lambeau fut rabattu face épidermique en dedans et suturé aux bords de la perte de substance cœcale. Un second lambeau cutané fut mobilisé par glissement de façon à recouvrir la surface cruentée du premier lambeau et à reconstituer ainsi l'intégrité de la paroi abdominale au niveau de l'ancienne fistule.

» Drainage intestinal à l'aide de deux petits drains en caoutchouc. Suites opératoires sans incidents : la cicatrisation des lambeaux se fit parfaitement ; les fistules consécutives au drainage se fermèrent peu à peu. Elles se rouvrirent au bout de un an et demi, mais pour peu de temps, et actuellement depuis plus de deux ans, le malade est resté complètement guéri ; il y a près de cinq ans qu'il est opéré.

» M. Krause n'a trouvé dans la littérature qu'une seule opération de ce genre. Elle est de TRNKA (Prager Zeitschr. f. Heilkunde, 1901).

Après avoir rappelé les modes de suture précédents qui ont quelque parenté, quoique très éloignée, avec le procédé employé par M. Soubeiran, nous passons à la description de l'autoplastie intestino-pariétale.

Ce procédé, avons-nous dit, ne saurait être réalisé dans tous les cas, il est applicable seulement à certaines perforations du gros intestin, siégeant à la partie postérieure de celui-ci et voisines de son point d'implantation sur la paroi abdominale postérieure.

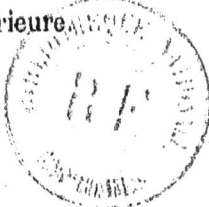

2

Si l'on veut se donner la peine de jeter les yeux sur la figure 1 représentant une coupe schématique du côlon ascendant à son origine, on aura une idée assez exacte du genre de perforation dont nous voulons parler, et l'on suivra mieux les détails du procédé à employer.

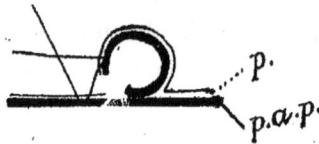

FIG. 1. — Suture autoplastique intestino-pariétale (côlon ascendant) :
p., péritoine ; *p. a. p.*, paroi abdominale postérieure.

Ainsi qu'on le voit, la perte de substance siège tout contre le point d'attache du côlon à la paroi abdominale postérieure et sur le côté externe de l'intestin.

Pour la fermer, il convient, après avoir mis la lèvre antérieure de la brèche intestinale en contact avec le péritoine de la paroi abdominale postérieure, de mener sur toute la hauteur de la perte de substance un surjet au catgut.

Ce surjet ne sera point perforant, il prendra :

1° La lèvre antérieure de la brèche intestinale en traversant la séreuse, la musculeuse, la sous-muqueuse, mais, il respectera la muqueuse ;

2° Il chargera ensuite le péritoine pariétal dans un point suffisamment rapproché, de telle sorte que la paroi intestinale vienne s'appliquer sur ce péritoine et fermer ainsi l'intestin.

Afin d'avoir une occlusion hermétique, le surjet sera mené

sur toute la hauteur de la perforation et la dépassera largement en haut et en bas.

Nous croyons intéressant de publier l'observation relatant
l'application de ce procédé spécial.

OBSERVATION

Appendicite. — Volumineux abcès de la fosse iliaque droite avec perforation postéro-externe du côlon ascendant. — Laparatomie. — Suture intestino-pariétale du côlon. — Guérison rapide.

T. G..., âgé de 18 ans, soldat au 2ᵉ génie, entre à l'hôpital Saint-Eloi Suburbain, au numéro 23 de la salle Lallemand, le 3 septembre 1903, avec le diagnostic d'appendicite aiguë, dans le service de M. le professeur Tédenat, alors suppléé par M. le professeur agrégé Soubeiran.

Maladie actuelle. — Deux jours auparavant, en pleine santé, le malade fut pris brusquement d'une vive douleur dans la fosse iliaque droite. Cette crise douloureuse dura environ une heure ; elle ne fut pas accompagnée de vomissements, et fut suivie d'un endolorissement de la région, avec ballonnement persistant. Le malade s'alite à l'infirmerie et est ensuite envoyé à l'hôpital.

Antécédents. — Ils sont sans intérêt. Le sujet est robuste et c'est la première fois que se manifestent de pareils accidents.

Examen le 3 septembre 1903. — Le ventre est légèrement ballonné du côté de la fosse iliaque droite ; la circulation collatérale de ce côté est un peu plus accentuée. A la palpation, on constate de la contracture musculaire de la paroi abdominale et on réveille une douleur vive dans la région de l'appendice qui paraît très nettement être le siège d'un empâtement diffus.

Il existe de la constipation ; les autres appareils sont sains.

La température est à 39°2 ; le pouls bat 98.

Diagnostic. — Il s'agit évidemment d'une appendicite aiguë que nous essayons de refroidir par le traitement habituel ; glace sur le ventre, diète, opium, etc.

5 *septembre.* — Température 39°9 ; pouls 100. Le facies se cerne légèrement.

7. — Température 37°8 ; pouls 88.

10. — Après l'abaissement thermique du 7, la température se maintient entre 38°5 et 39° ; le pouls bat environ 80. L'état général reste assez bon ; mais une voussure très nette se montre au niveau de la fosse iliaque droite ; et il devient évident qu'un abcès volumineux et fluctuant s'y est collecté ; aussitôt l'intervention est décidée.

14. — *Opération.* — Anesthésie chloroformique. Incision de Roux dans la fosse iliaque droite ; dès l'ouverture du péritoine il s'écoule un pus abondant, jaunâtre, d'odeur infecte, parsemé de quelques débris stercoraux ; la perforation intestinale est évidente.

L'ouverture péritonéale est agrandie aux ciseaux et l'index introduit dans la plaie repère une vaste perforation siégeant sur le côlon ascendant ; en même temps sont senties des adhérences, limitant l'abcès, et qu'on se garde de rompre.

La cavité est délicatement asséchée et l'on voit alors au niveau de la naissance du côlon ascendant une perforation allongée suivant le grand axe de l'intestin et longue de trois centimètres au moins ; elle siège sur le côté droit du côlon ascendant et sur le segment postérieur de sa circonférence, tout contre la paroi de la fosse iliaque (fig. 1). A l'aide d'un surjet de catgut, M. Soubeiran ferme cette perforation en prenant, comme il a déjà été indiqué, d'une part, la lèvre antérieure de la déchirure intestinale par des points non perforants, et en la réunissant au péritoine de la fosse iliaque. La perte de substance est hermétiquement fermée. L'appendice, un instant cherché, n'est pas visible : il s'est détaché et a disparu.

Un gros drain est laissé dans la fosse iliaque et la paroi est fermée à deux places.

Suites opératoires. — Le 15, température 37°1 et 96 pulsations ; le faciès est grippé ; pas de vomissements. On continue l'opium et la diète.

16. — La température remonte à 38°5 ; facies meilleur ; le malade a rendu des gaz par l'anus.

18. — Température 37°1-37°9. Pansement : écoulement abondant de pus ; pas de matières fécales.

Dès lors, la température oscille entre 37° et 38°, pour tomber complètement le 3 octobre.

A aucun moment il ne s'est produit de fistule stercorale ; la suture a parfaitement tenu et le malade sort guéri fin octobre.

Revu un an après, il était resté parfaitement guéri.

III

Il nous reste à préciser quelques points. La seule description de la technique à suivre a déjà fait entrevoir que l'autoplastie intestino-pariétale ne pouvait être réalisée que dans certaines circonstances :

1° Il faut que le grand axe de la perforation soit approximativement parallèle à la direction de l'intestin, sinon l'opération exposerait à un rétrécissement trop considérable de la lumière intestinale ;

2° Il faut que cette perforation siège en un point rapproché de la face postérieure (face d'implantation de l'intestin). On se rend facilement compte, en effet, que si la perte de substance siégeait sur la paroi antérieure, d'autres procédés classiques plus simples et meilleurs seraient applicables ;

3° Il faut que l'intestin ne possède pas de méso ou que ce méso soit très court et qu'il soit fixé contre la paroi abdominale postérieure ;

4° Il faut enfin que la lèvre antérieure de la perte de substance jouisse d'une vitalité suffisante.

Les conditions relatives au mode d'implantation de l'intestin sur la paroi abdominale postérieure et aux dispositions qu'affecte le péritoine vis-à-vis de l'intestin ne peuvent être réalisés que sur le gros intestin. Il s'en faut que toutes les régions de celui-ci soient disposées de façon à permettre la mise en œuvre de l'autoplastie intestino-pariétale ; aussi de-

vons-nous rechercher quelles sont les régions plus spéciale-
ment désignées pour la réalisation de ce nouveau procédé.

Le gros intestin commence dans la fosse iliaque droite (cœcum), décrit une courbe étendue (côlon ascendant, côlon
transverse, côlon descendant, côlon ilio-pelvien), et, s'enga-
geant dans le petit bassin, constitue le rectum, qui s'ouvre à
l'extérieur par l'orifice anal. Le cœcum et les côlons nous
intéressent seuls, aussi laisserons-nous de côté la portion ter-
minale du tube digestif.

Cœcum. — D'une longueur variant entre 5 et 7 centimètres, dirigé obliquement en haut, à droite et en arrière, le
cœcum est en rapport en avant avec la paroi abdominale antérieure. Sa face postérieure repose sur le muscle psoas-ilia-
que ; elle en est ordinairement séparée par le péritoine pariétal, le tissu cellulaire sous-péritonéal, l'aponévrose iliaque et
le tissu cellulaire sous-aponévrotique. Assez souvent la face
postérieure du cœcum est logée dans une sorte de fossette
creusée sur la paroi iliaque et tapissée par le péritoine pariétal.

Dans la grande généralité des cas (9 fois sur 10, d'après
Bardleben, Trèves, Luschka, Tuffier), le cœcum, complètement engainé par le péritoine, repose contre la paroi iliaque,
dont il est séparé par le péritoine pariétal. Sa mobilité assez
grande n'est contenue que par l'origine du méso-côlon ascendant, appelé encore ligament supérieur de Tuffier. Ce-
pendant, on rencontre parfois (1 fois sur 10 d'après Trèves)
un méso-côlon développé sur toute l'étendue de la face postérieure du cœcum, mais ce méso ne mesure guère qu'un à
deux centimètres de longueur. Cette dernière disposition est
due à la persistance d'un mode embryonnaire. Chez l'em-
bryon, en effet, jusqu'au troisième mois environ l'appareil
cœcal, suspendu par une portion du mésentère primitif, flotte

librement dans la cavité abdominale. Ce mésentère ne persiste qu'exceptionnellement (8 % des cas) ; le plus fréquemment (92 %) il disparaît par coalescence et soudure avec le péritoine pariétal.

Côlon ascendant. — Il s'étend depuis la valvule iléo-cœcale jusqu'à hauteur de la vésicule biliaire, où il se coude pour former le côlon transverse. Sa direction est voisine de la verticale, sa longueur varie entre 10 et 12 centimètres ; ses rapports ne sont pas rigoureusement fixes, ils peuvent être très différents, selon que le cœcum occupe dans la cavité abdominale une position haute ou une position basse. Toutefois le côlon ascendant répond ordinairement : en avant, à la paroi abdominale antérieure ou à des anses grêles interposées ; en arrière, au muscle iliaque, ou carré des lombes, à la partie inférieure de la face antérieure du rein droit ; en dehors, à la paroi abdominale et dans sa partie supérieure au foie, sur lequel il laisse son empreinte ; en dedans, au psoas iliaque et à la partie inférieure du duodénum.

Le péritoine colique droit affecte deux dispositions différentes. Tantôt (64 % des cas d'après Trèves) les faces antérieure, externe et interne du côlon sont seules recouvertes du péritoine ; quant à la face postérieure elle repose directement sur la paroi abdominale, à laquelle elle adhère lâchement sans interposition de méso. Tantôt (34 % des cas) le côlon ascendant est rattaché à la paroi lombaire par un méso généralement court, mesurant deux centimètres en moyenne.

Quand la première disposition se trouve réalisée, c'est-à-dire lorsqu'il y a absence de méso, la séreuse ne recouvre que les deux tiers environ de la circonférence du côlon. Le feuillet péritonéal se fusionne à droite avec le péritoine pré-rénal et au-delà avec le feuillet pariétal ; à gauche il passe sur le duodénum et va rejoindre le feuillet droit du mésentère.

Les viscères qui se trouvent en arrière de la séreuse : côlon ascendant, duodénum, rein droit, sont alors intimement appliqués les uns contre les autres. Plus rarement le côlon ascendant n'adhère qu'imparfaitement à la paroi abdominale postérieure ; entre eux se trouve un repli péritonéal qui les sépare ; ce cul-de-sac péritonéal forme ce qu'on est convenu d'appeler fossette rétro-colique, située immédiatement en dessous du rein droit. Plus bas peuvent se rencontrer d'autres petits culs-de-sac péritonéaux interrompant eux aussi la ligne de soudure colique ; le plus fréquent de ces culs-de-sac porte le nom de *recessus paracolicus* et s'ouvre sur le côté externe du côlon.

Quand le côlon ascendant possède un méso, celui-ci est formé de la façon suivante : le feuillet droit du mésentère, après avoir passé par-devant le duodénum, entoure complètement le côlon, se réfléchit sur lui-même et se dirige vers la paroi abdominale, qu'il atteint en un point variable ; il se fusionne ensuite avec le péritoine pariétal.

A l'union du côlon ascendant et du côlon transverse nous rencontrons le coude, qui est fixé aux viscères voisins par un méso et par trois replis séreux : ligaments hépato-colique, cystico-colique et phréno-colique droit.

Côlon transverse. — D'une longueur moyenne de 50 centimètres, le côlon transverse nous offre deux portions à envisager : anse droite et anse gauche ou anse gastro-colique. Ses rapports sont : en haut, la face inférieure du foie et de l'estomac ; en bas, les circonvolutions de l'intestin grêle ; en avant, la paroi abdominale et les feuillets du grand épiploon ; en arrière, à droite, la portion descendante du duodénum ; à gauche, la face antérieure du rein gauche.

Ces rapports nous indiquent suffisamment qu'il ne sera pas possible de faire ici l'application de l'autoplastie intestino-pariétale.

Dans la portion colique droite, qui s'étend de l'angle hépatique au segment descendant du duodénum, le méso-côlon est assez court (1 à 2 centimètres d'après Buy) ou même manque complètement dans un tiers des cas. Par contre, dans la partie médiane et dans la portion colique gauche le méso affecte de grandes dimensions. Sa longueur varie entre 9 et 25 centimètres, cela explique l'extrême mobilité du côlon transverse. Nous ne rappelons que pour mémoire l'observation de Jaboulay relative à une hernie inguinale formée par la portion colique gauche d'un intestin anormalement mobile.

Côlon descendant. — Il est relié au côlon transverse par le coude ou angle splénique. Ce coude est constant ; il est plus aigu et plus haut placé que le coude droit. Son angle est ouvert en bas et en avant et ses deux branches sont ordinairement unies par des fibres ligamenteuses (Buy). De l'angle du côlon au péritoine diaphragmatique s'étend un repli séreux dénommé ligament suspenseur du coude gauche du côlon ou phréno-colique gauche.

Partant de la neuvième côte le côlon descendant décrit une courbe à concavité interne et vient s'aboucher à l'S iliaque. Sa longueur moyenne est de 15 centimètres ; ses rapports sont les suivants : en avant il est séparé de la paroi abdominale par des circonvolutions de l'intestin grêle. En arrière il est séparé par un plan aponévrotique du carré des lombes et du transverse de l'abdomen, plus rarement il est en rapport avec la face antérieure du rein gauche. En dedans il avoisine le bord externe du rein ; en dehors il est appliqué sur la paroi abdominale latérale.

Dans la grande majorité des cas (74 % d'après Trèves, 85 % d'après Jonnesco) le côlon descendant est fixé contre la paroi abdominale postérieure. Le péritoine ne recouvre que ses faces externe, antérieure et interne ; il se fusionne à gauche avec le péritoine pariétal, qui recouvre la paroi abdominale latérale, à droite il se continue avec le méso-côlon transverse. L'adhérence de la face postérieure du côlon à la paroi abdominale est souvent incomplète et interrompue par l'interposition de petits culs-de-sac formant des fossettes péritonéales para-coliques.

Plus rarement (20 % des cas d'après Trèves, 15 % d'après Jonnesco) le côlon descendant est muni d'un court méso. Le méso-côlon descendant ne mesure guère que 2 à 3 centimètres.

Côlon ilio-pelvien. — Le côlon ilio-pelvien (anse omega de Trèves) continue le côlon descendant et prend fin vers la 3ᵉ vertèbre sacrée ; à ce niveau commence le rectum. On lui distingue deux portions : 1° la portion iliaque ou côlon iliaque ; 2° la portion pelvienne ou côlon pelvien. La première seule nous intéresse. Le côlon iliaque répond en avant à la paroi abdominale, mais à l'état de vacuité il en est généralement séparé par des paquets d'anses grêles. En arrière il repose successivement : 1° sur le muscle iliaque, dont il est séparé par le fascia iliaca ; 2° sur le psoas, toujours revêtu par le fascia iliaca ; 3° sur les vaisseaux iliaques externes.

Dans sa portion initiale, depuis la crête iliaque jusqu'au bord externe du psoas, les rapports du péritoine et du côlon iliaque sont identiques à ce qu'ils étaient pour le côlon descendant, dont le côlon ilio-pelvien n'est que le prolongement. Le péritoine ne revêt que les faces antérieure, externe et interne de l'intestin, dont la face postérieure est accolée au fascia iliaca ; parfois on observe un méso-côlon très court. Mais graduellement se constitue un long méso qui atteint son maximum de développement à la partie moyenne de l'anse pelvienne, où il mesure 15 à 16 centimètres. Après quoi, il

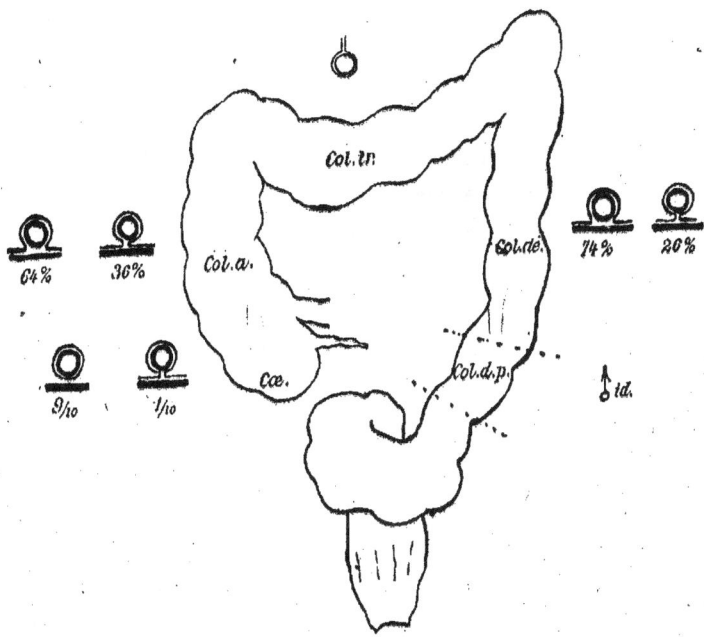

Fig. 2. — Disposition du méso du gros intestin (1)

(1) Ce schéma des côlons est fait d'après les figures d'Addison, Jonnesco, Charpy et Buy ; et il est dû à l'obligeance de M. le Dr Rouvière.

se raccourcit graduellement et redevient de nouveau très court au voisinage du rectum.

Nous avons schématisé ces dispositions diverses du péritoine au niveau du gros intestin dans la figure 2 qui donne également une idée de la façon dont on peut exécuter l'autoplastie intestino-pariétale.

L'étude des rapports du gros intestin et de ses feuillets péritonéaux nous permet de conclure que si l'exécution de ce mode de suture est possible sur le cœcum, accidentellement pourvu d'un méso, et sur les côlons ascendant, descendant et ilio-pelvien dans sa partie initiale, il n'en est pas ainsi pour le cœcum dépourvu de méso et pour le côlon transverse. En effet, lorsque le cœcum est dépourvu de méso, il flotte librement dans la cavité abdominale ; quant au côlon transverse, même dans sa portion droite, il est d'un accès trop difficile et ses rapports interdisent de tenter une intervention de ce genre.

Lorsque se trouvent réalisées les conditions que nous avons essayé d'établir dans le courant de cette étude, il nous paraît avantageux d'employer ce procédé d'autoplastie intestino-pariétale.

Elle permettra, dans la majorité des càs, d'éviter une fistule intestinale, longue, persistante, nécessitant des opérations multiples et dont les résultats et la gravité n'échappent à personne. Nous croyons que lorsque l'opérateur le peut, il ne fait pas preuve d'une vaine sollicitude en évitant à un blessé débilité et souffrant des résections ou des excisions problématiques quant à leurs suites.

De plus, l'autoplastie intestino-pariétale offre toutes les garanties d'asepsie, de cicatrisation rapide et de résistance désirables. Elle doit ces qualités à la technique indiquée plus haut. Sans doute la paroi abdominale, qui tient lieu de paroi intestinale postérieure jusqu'au moment où la muqueuse ré-

générée vient la recouvrir, représente une surface largement
infectée ; mais le drainage continu assuré par l'intestin remé-
die avec efficacité à cet état de choses. Le péritoine est mis
à l'abri de l'infection grâce au surjet, qui n'est point perforant ; les surfaces largement affrontées sont des surfaces sé-
reuses capables d'une réunion prompte ; le surjet dépassant
en haut et en bas les points extrêmes de la perforation assure
le maximum de résistance.

CONCLUSIONS

L'*autoplastie intestino-pariétale* réalisée par M. Soubeiran rendra de réels services dans la réparation des perforations du gros intestin à condition :

1° Que le grand axe de la perforation soit approximativement parallèle à la direction de l'intestin ;

2° Que la perforation siège sur la paroi postérieure ou postéro-externe du gros intestin ;

3° Que la partie de l'intestin sur laquelle siège la perforation soit fixée contre la paroi abdominale postérieure, qu'elle soit dépourvue de méso (sauf pour le cœcum) ou n'en possède qu'un très court.

Elle est donc applicable :

a) Au cœcum, lorsqu'il possède un méso ;

b) Au côlon ascendant, surtout lorsqu'il est dépourvu de méso (cas le plus fréquent) et même quand il possède un méso très court ;

c) Au côlon descendant, sur lequel le péritoine affecte à peu près les mêmes dispositions que sur le côlon ascendant ;

d) Au côlon ilio-pelvien dans sa portion initiale.

INDEX BIBLIOGRAPHIQUE

J. Buy. — Anatomie du côlon transverse. Thèse de Toulouse, 1901.

Chaput. — Thérapeutique chirurgicale des affections de l'intestin, du rectum et du péritoine. Paris, Doin, 1896.

Jamain. — Recherches historiques et cliniques sur l'entérorraphie. Thèse de Paris, 1861, n° 199.

Jeannel. — Chirurgie de l'intestin. Institut de bibliographie, 1901.

Jonnesco. — Etude des côlons. *In* Anatomie de Poirier et Charpy, 1906.

X. — Presse Médicale, février 1906.

Terrier et Baudouin. — La suture intestinale. Institut de bibliographie, 1898.

Zucarelli. — Résections et sutures intestinales pratiquées sur le chien. Marseille-Médical, 1894, pages 239-252.

SERMENT

En présence des Maîtres de cette École, de mes chers condisciples, et devant l'effigie d'Hippocrate, je promets et je jure, au nom de l'Être suprême, d'être fidèle aux lois de l'honneur et de la probité dans l'exercice de la Médecine. Je donnerai mes soins gratuits à l'indigent, et n'exigerai jamais un salaire au-dessus de mon travail. Admis dans l'intérieur des maisons, mes yeux ne verront pas ce qui s'y passe ; ma langue taira les secrets qui me seront confiés, et mon état ne servira pas à corrompre les mœurs ni à favoriser le crime. Respectueux et reconnaissant envers mes Maîtres, je rendrai à leurs enfants l'instruction que j'ai reçue de leurs pères.

Que les hommes m'accordent leur estime si je suis fidèle à mes promesses ! Que je sois couvert d'opprobre et méprisé de mes confrères si j'y manque !

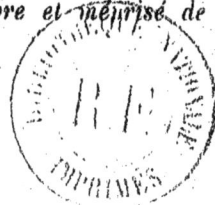

157

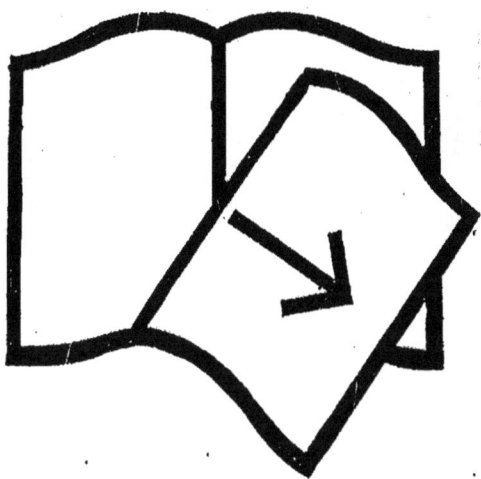

Documents manquants (pages, cahiers...)
NF Z 43-120-13

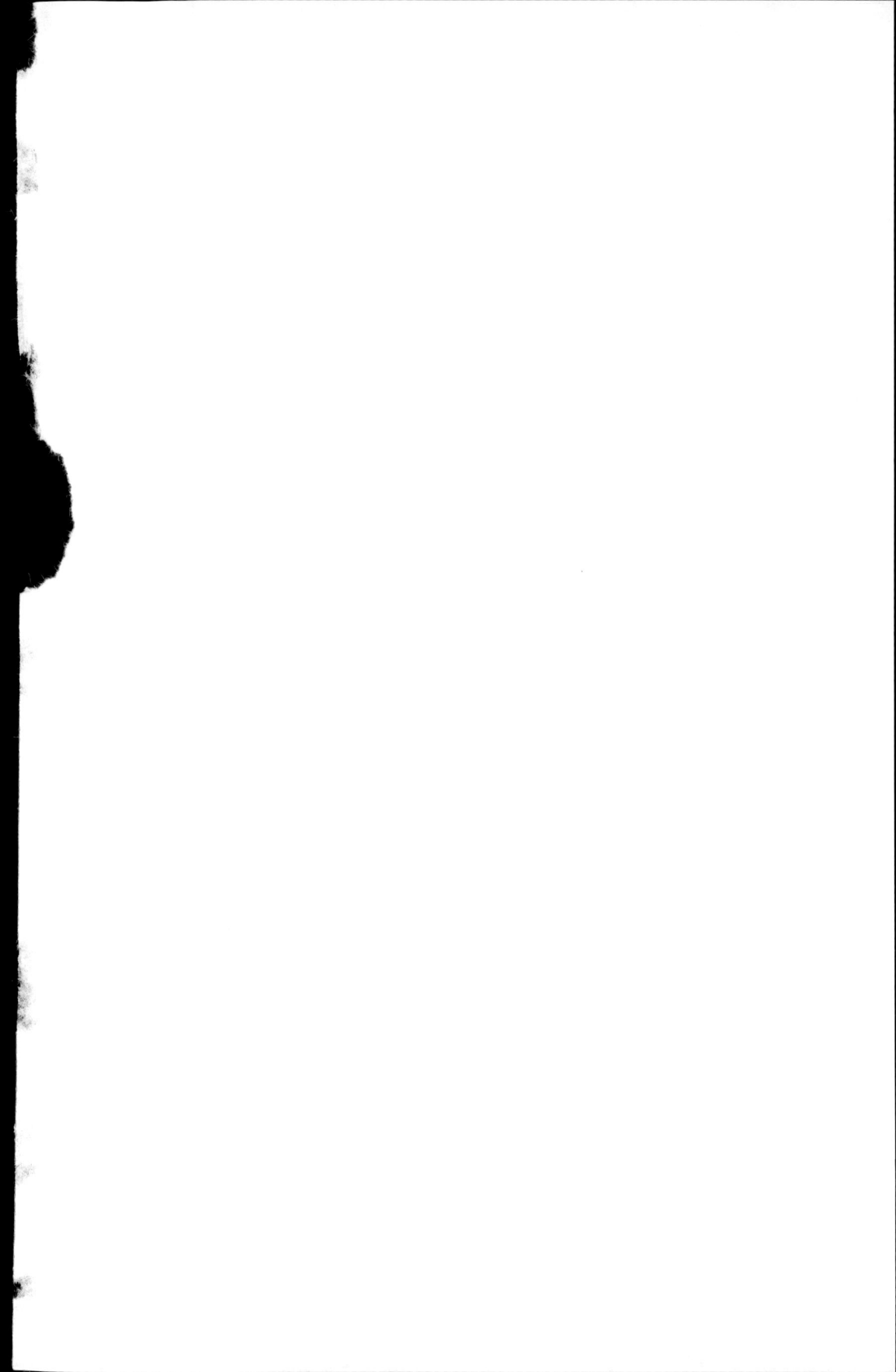

www.ingramcontent.com/pod-product-compliance
Lightning Source LLC
Chambersburg PA
CBHW071434200326
41520CB00014B/3688